Tb 37
68

LABORATOIRE DE MÉDECINE EXPÉRIMENTALE ET COMPARÉE DE LA FACULTÉ

DE LYON

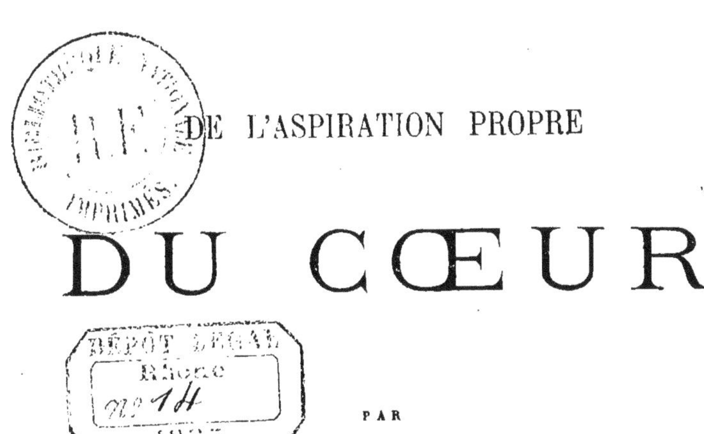

DE L'ASPIRATION PROPRE

DU CŒUR

DÉPÔT LÉGAL
Rhône
n° 14
1885

PAR

LE Dr ALBERT LEFÈVRE

EX-INTERNE, LAURÉAT DES HÔPITAUX DE LYON

(Prix BONNET 1880)

LYON

IMPRIMERIE ET LITHOGRAPHIE J. GALLET

2, rue de la Poulaillerie, 2.

1884

Tb 57
68

INTRODUCTION

Ce travail a pour but l'étude de la force d'aspiration que le cœur est apte à produire pendant sa révolution. C'est un sujet qui appartient à M. Chauveau d'une façon à peu près exclusive. En 1858, il a, le premier, prouvé expérimentalement l'existence de l'aspiration propre du cœur, et, en même temps, il en a mesuré l'intensité. En 1860, il a montré que cette aspiration était sous la dépendance de la systole ventriculaire.

Depuis cette époque, de nombreux travaux contradictoires ont été publiés en France et à l'étranger, mais ils n'ont rien enlevé à l'exactitude des faits que M. Chauveau avait démontrés. C'est ce dont nous a convaincu la reprise de cette question, que M. Chauveau a bien voulu faire à propos de notre thèse inaugurale. Et cette conviction nous a été imposée par l'examen de nombreux documents et par les résultats des expériences dont nous avons été le témoin.

Tous les éléments de notre travail nous ont été fournis par M. Chauveau ; dans cette étude, si neuve pour nous, d'un point difficile de physiologie, il nous a toujours prodigué ses conseils avec une complaisance inépuisable. C'est dire que nous lui sommes redevable de la plus profonde gratitude ; nous le prions d'en vouloir bien accepter le public hommage.

DE L'ASPIRATION PROPRE

DU COEUR

L'opinion des anciens physiologistes sur les causes de la réplétion des cavités cardiaques après l'évacuation systolique, peut être ramenée à cette conception simple, la diastole active. Pour eux, le muscle cardiaque accomplissait cette double fonction de rétrécir et d'augmenter successivement sa cavité par les seules ressources de ses forces musculaires. Cette manière de voir, toute hypothétique qu'elle fût, dura cependant jusqu'au moment où les expérimentateurs vinrent donner une explication plus plausible du phénomène. Les premières expériences sont celles de Barry qui, enlevant au cœur cette fonction aspiratoire qui lui avait été donnée jusqu'alors, la plaça tout entière dans la rétractilité pulmonaire. Son expérience consiste à introduire dans la veine jugulaire d'un cheval un tube de verre qu'il enfonça du côté de la poitrine, l'autre extrémité du tube plongeant dans un vase rempli d'une solution colorée; à chaque inspiration le liquide montait du vase dans le tube, et pendant l'expiration, il ne refluait que d'une manière incomplète, de telle sorte que le vase fut vidé au bout de quelque temps.

Cette expérience établissait nettement l'influence de la force d'aspiration pulmonaire; mais quand d'autres expérimentateurs eurent ouvert la poitrine et qu'ils virent les oreillettes se remplir et les veines se vider quand même, il fallut bien revenir à une opinion moins exclusive. De là est née la théorie mixte qui met la réplétion auriculaire tout à la fois sur le compte de l'élasticité du tissu cardiaque et la force de rétractilité du poumon. Certains auteurs, comme Longet, admettent encore l'influence prépondérante d'une diastole active et l'action adjurante des deux autres facteurs; mais, en somme, les classiques actuels insistent surtout sur l'influence du vide intra-thoracique.

Il est cependant un point qui méritait d'attirer l'attention des physiologistes, celui des changements de volume du cœur. Cette question est presque partout négligée; *a priori*, il est pourtant évident que les variations de volume de cet organe, dans un milieu clos, devaient se traduire par des variations de pression parallèles. Le fait n'avait du reste pas échappé à Hunter. « Il est probable, dit-il, que le passage du sang dans l'oreillette est favorisé par le vide qui résulte de la diminution de volume des ventricules au moment de leur contraction. »

Mais l'idée n'est qu'ébauchée, et la consécration expérimentale lui manque. En 1858, seulement, M. Chauveau, dans son mémoire sur les murmures vasculaires, approfondit la question ; ses expériences sur les grands animaux démontrent nettement pour la première fois l'existence et l'intensité de l'aspiration cardiaque.

« Je me suis demandé, dit-il, si l'aspiration veineuse doit être exclusivement attribuée à l'influence des mouvements respiratoires. J'ai voulu savoir si le cœur n'exercerait pas par lui-même, par l'effet de ses mouvements propres, une sorte de succion sur le sang des veines, sujet vivement débattu autrefois, et qui semble avoir perdu aujourd'hui le privilège d'exciter l'attention des physiologistes.

« Or, après avoir mûrement examiné la question, je viens déclarer que cette succion existe, et qu'elle joue même un rôle des plus efficaces ; mais j'ai hâte d'ajouter que je ne lui reconnais pas pour cause l'activité de la *diastole*.

« Je vais d'abord parler des expériences qui démontrent rigoureusement l'existence de cette aspiration du cœur. Je dirai ensuite en quelques mots comment j'en conçois le mécanisme.

« Etant donné un hémodynamomètre de Poiseuille chargé avec de l'eau et appliqué à l'extrémité inférieure de la jugulaire d'un animal, au moyen d'un tube qui pénètre jusqu'à l'origine de la veine cave antérieure, il est évident que si l'extrémité de la colonne liquide, dans la longue branche, se place juste au niveau du tube enfoncé dans la veine cave, ceci indiquera que la pression intérieure du vaisseau est égale à la pression atmosphérique. Il est encore évident qu'un abaissement de la colonne hémométrique au-dessous de l'extrémité de ce même tube d'application indiquera, dans la veine cave, une pression moindre que celle de l'atmosphère, c'est-à-dire une tendance au vide produite par un mouvement quelconque d'aspiration.

« Donc, pour étudier les effets de l'aspiration veineuse qui s'exerce dans les gros vaisseaux voisins du cœur, il suffit d'observer l'hémodynamomètre disposé comme je viens de le dire.

« Voici les résultats de cette observation pour un des animaux sur lesquels j'ai expérimenté :

« L'hémodynamomètre, rempli d'eau saturée de sulfate de soude, avait été appliqué sur la jugulaire droite d'un cheval. On tint l'instrument de manière à placer sur la même ligne horizontale l'extrémité de la branche courte et celle du tube introduit dans la veine, afin d'avoir un point de repère fixe pour la mesure des pressions. A peine le robinet fut-il ouvert qu'on vit l'eau, qui remplissait presque entièrement la grande branche, descendre rapidement au-dessous du niveau de la branche courte, c'est-à-dire au-dessous de l'extrémité du tube enfoncé dans la jugulaire ; puis s'établir des oscillations fort remarquables, isochrones avec les battements du cœur, et rappelant de la manière la plus parfaite celles qui se remarquent dans l'hémodynamomètre chargé de mercure et appliqué sur l'artère carotide. Ainsi, à chaque *diastole* des ventricules, la colonne hémométrique descendait brusquement d'une certaine quantité au-dessous de l'extrémité de la branche courte de l'instrument, pour remonter à son point de départ à chaque mouvement de *systole,* et cela de la manière la plus nette et la plus régulière.

« Pendant les expirations, on remarquait que le point le plus élevé atteint par la colonne hémométrique, au moment de la *systole* ventriculaire, dépassait de 1, 2, 3 et même 4 centim. l'extrémité de la branche courte et du tube adapté à la veine. La tension intérieure de celle-ci était donc alors un peu supérieure à la pression atmosphérique. Mais pendant la *diastole*, le liquide de l'hémodynamomètre était appelé vers l'intérieur de la veine cave avec une force qui le faisait baisser, presque instantanément, de 8 à 10 centim., dans la grande branche de l'instrument.

« Pendant l'inspiration, cet appel était plus fort encore ; car l'eau dans la grande branche s'abaissait de 10 à 22 centim. au-dessous de l'extrémité de la branche courte, chaque fois que les ventricules entraient en *diastole* ; et de plus la *systole* ventriculaire n'élevait jamais le liquide au niveau de cette branche courte (il s'en fallait de 2 à 4 centim.), c'est-à-dire que la tension intérieure de la veine était alors toujours inférieure à la pression atmosphérique.

« On voit, dans ces détails, la preuve de l'existence d'une aspiration exercée par le cœur, au moment de la *diastole* ventriculaire, sur le sang des veines caves, puisqu'à ce moment il existe dans ces veines une tendance au vide indiquée par l'abaissement de leur tension intérieure, qui devient plus faible que la pression atmosphérique d'une quantité égale au poids d'une colonne d'eau de 15 centimètres en moyenne.

« Dans l'expérience que je viens de citer se trouve aussi contenue la preuve de la succion thoracique signalée par Barry, puisqu'on y voit, pendant le court instant où l'aspiration du cœur ne s'exerce pas, c'est-à-dire au moment de la *systole* ventriculaire, la tension intérieure de la veine cave, supérieure à la pression atmosphérique quand l'animal expire, devenir moindre que cette pression lorsque l'animal inspire. Mais on est frappé de voir combien a peu d'activité cette succion thoracique, comparée à l'aspiration que le cœur exerce directement. Cependant il ne faut pas perdre de vue qu'elle influence celle-ci d'une manière assez énergique, les oscillations de l'hémomètre étant, comme le démontrent les chiffres cités dans notre expérience, beaucoup plus étendue pendant l'inspiration que pendant l'expiration.

« Toutes les expériences ne donnent pas des résultats absolument identiques à ceux que je viens de signaler. Les nuances observées sont même très nombreuses. J'en citerai quelques-unes. Ainsi, sur certains animaux, cette aspiration combinée du cœur et de la poitrine est si active que l'hémomètre signale, *à tous moments*, même pendant l'expiration, une tension veineuse plus faible que la pression atmosphérique ; seulement la succion augmente quand l'animal inspire et surtout lorsque le cœur entre en *diastole*. J'en ai trouvé, parmi ces animaux, chez qui cette succion *diastolique* du cœur, mesurée avec un instrument chargé de mercure, attirait vers l'intérieur de la veine une colonne de ce métal de 3 à 4 cent. Par contre, sur quelques sujets, l'aspiration thoraco-cardiaque se manifeste à peine à certains moments, surtout pendant les expirations prolongées. Enfin, chez les animaux qui se livrent à des mouvements très violents, toute aspiration peut cesser momentanément ou du moins devenir à peine sensible, etc.

«Cette démonstration de la succion exercée par le cœur, pendant sa *diastole,* sur le sang des veines, me semble assez complète pour que je n'aie pas à m'y arrêter davantage ; mais il reste à en faire connaître le mécanisme, et la chose n'est peut-être pas sans difficulté.

Dans la citation qui vient d'être faite du mémoire de M. Chauveau, on a souligné à dessein les mots systole et diastole. C'est qu'en effet ils doivent être mis l'un à la place de l'autre. Le fait lui-même de l'aspiration cardiaque est mis hors de doute par les expériences précédentes, mais l'auteur s'est mépris sur le temps où cette aspiration se produit.

Et l'explication de cette méprise est on ne peut plus simple. Rien n'est plus difficile que de préciser le moment exact où se produisent les oscillations d'une colonne manométrique. L'erreur, du reste, ne fut pas de longue durée, et il appartenait à la méthode graphique de la rectifier. Dès 1860, les tracés montraient à M. Chauveau l'exactitude de ses premières recherches sur le rôle aspirateur du cœur, et, de plus, lui faisaient voir que cette aspiration était synchrone à la systole ventriculaire. Le résultat de ces recherches fut consigné, en 1863, dans les « *Expériences cardiographiques,* » faites en collaboration avec M. Marey.

Le passage suivant de ce travail indique à la fois et le temps de la révolution où se produit le phénomène, et son mécanisme :

« L'examen du cœur à nu, sur l'animal vivant, a démontré à l'un de nous que la base des ventricules, du droit principalement, s'abaisse vers la pointe de l'organe pendant l'état systolique. La valvule tricuspide étant relevée à ce moment, et entraînée avec le ventricule, il en résulte que le plancher de la cavité auriculaire s'abaisse sensiblement; ce qui tend à agrandir cette cavité.

« Les tracés cardiographiques démontrent que les choses se passent réellement ainsi. Il en est peu où l'on ne trouve au moins des traces de cet agrandissement. Le tracé qui est représenté ci-joint en donne un bel exemple. On y voit, en effet, la courbe auriculaire s'abaisser brusquement immédiatement après la petite élévation produite par le début de la systole ventriculaire, et cet abaissement ne cesse qu'au moment où le relâchement ventriculaire est tout à fait accompli. Cependant le sang continue, pendant que cet abaissement se produit, à couler régulièrement des veines dans l'oreillette, et ce serait ainsi une élévation de la courbe que l'on devrait constater si la cavité auriculaire ne s'agrandissait pas par le mécanisme qui vient d'être indiqué. »

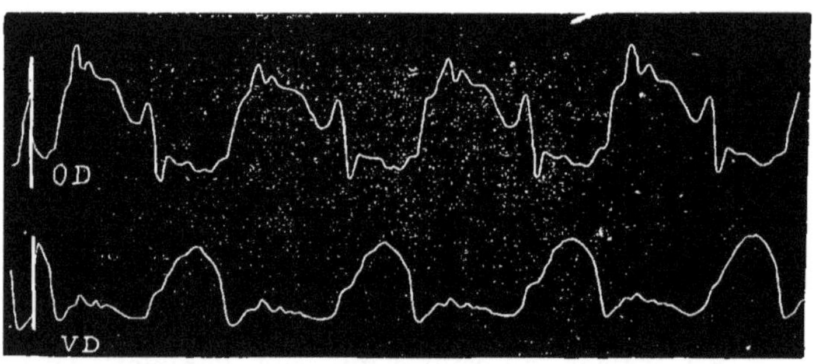

Fig. 1.

Cette figure montre la place de l'aspiration dont la cavité auriculaire est le siège. Elle est empruntée au mémoire de MM. Chauveau et Marey. (*Appareils et expériences cardiographiques, 1862.*)

Or. dr. *Tracé des mouvements de l'oreillette droite.*

V. dr. *Tracé des mouvements du ventricule droit.*

Ces tracés ont été pris avec l'explorateur à deux ampoules sur un cheval debout, à qui l'on avait pratiqué la veille une insuffisance des valvules aortiques. Les caractères des deux courbes montrent avec la plus grande évidence que la pression est notablement abaissée dans l'oreillette, *pendant toute la durée de la systole ventriculaire.*

Sur le tracé qui est reproduit ici, l'action aspiratrice de la systole ventriculaire sur l'oreillette est extrêmement prononcée. Il ne faut pas le considérer comme un type commun. Mais le phénomène, quoique moins marqué dans l'immense majorité des tracés absolument physiologiques réunis dans les collections de M. Chauveau et qui nous ont tous passé sous les yeux, ne s'y manifeste pas avec moins de netteté. Nous reproduisons ci-contre un de ces tracés physiologiques.

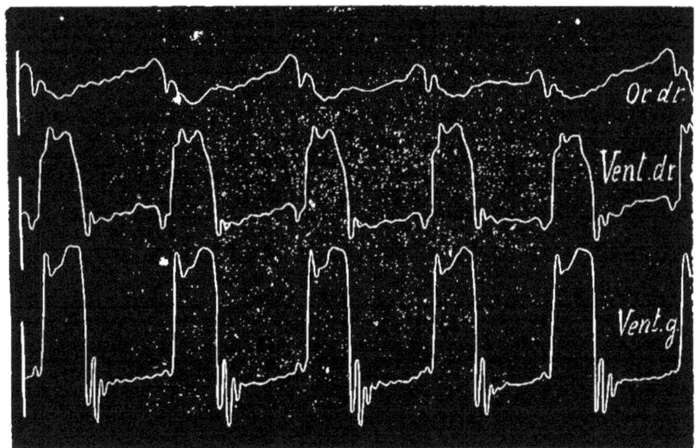

Fig. 2.

Cette figure est destinée à montrer, comme la figure 1re, la place de l'aspiration dont la cavité auriculaire est le siège.

Mais l'expérience dont elle donne les résultats a été faite sur un sujet se trouvant dans des conditions absolument physiologiques. (L'insuffisance aortique augmente toujours l'action aspiratrice de la systole ventriculaire sur la cavité de l'oreillette.)

Or. dr. *Tracé des mouvements de l'oreillette droite.*

V. dr. *Tracé des mouvements du ventricule droit.*

V. g. *Tracé des mouvements du ventricule gauche.*

Ces tracés ont été pris sur un cheval debout. Si l'on examine la courbe de l'oreillette on voit, comme dans la figure 1", que la plus faible pression auriculaire coïncide exactement avec la plus forte pression ventriculaire, c'est-à-dire que l'aspiration auriculaire est synchrone avec la systole des ventricules.

Depuis cette époque des travaux assez nombreux ont paru sur cette question, ceux de Brücke (1) de Mosso, (2) de F. Franck (3). Notre intention n'est pas d'engager en ce moment une discussion à leur sujet. Cette discussion sera mieux placée lorsqu'on connaîtra l'énoncé des faits qui servent de base à ce travail. Mais, dès maintenant, on peut dire que la question reste presque tout entière comme M. Chauveau l'avait posée, les auteurs ayant tenu des faits et du mécanisme qui les expliquait un compte insuffisant.

(1) Lehrbuch der Physiologie.
(2) Sul Polso negativo (Arch. p. l. Scienze mediche-Turin 1878.
(3) Comptes rendus de la Société de Biologie 1882.

CHAPITRE PREMIER

De l'action aspiratrice qui a son siège dans le cœur droit.

On verra plus loin qu'il y a nécessité à disjoindre l'étude des deux cœurs au point de vue particulier que nous envisageons ici. Nous commençons par le point que nous considérons comme étant de beaucoup le plus important, c'est-à-dire l'action aspiratrice du cœur droit.

A. — *Démonstration, par observation de tracés manométriques, de l'aspiration exercée par le cœur droit dans la veine cave supérieure.*

Nous avons répété la première expérience manométrique de M. Chauveau, celle qui lui a démontré l'existence de l'aspiration cardiaque sur le cheval. Le manomètre que nous avons employé est un simple tube en U garni de mercure. En mettant la branche courte en communication avec l'origine de la veine cave supérieure, par la jugulaire, nous avons vu s'établir, dans les deux branches, une dénivellation des colonnes mercurielles indiquant l'existence d'une pression négative à peu près constante dans la veine cave. Cette dénivellation était influencée par les mouvements respiratoires qui imprimaient au mercure les oscillations bien connues. De plus, on voyait avec la plus grande netteté qu'elle était singulièrement influencée par les mouvements cardiaques. Eclairé par les faits antérieurs de M. Chauveau, nous constations bien sûrement que chaque systole ventriculaire accentuait considérablement l'abaissement de la tension veineuse. Mais nous nous rendions bien compte que, sans ce guide, nous aurions pu facilement nous tromper.

L'animal ayant eu l'artère carotide ouverte, pour provoquer une hémorragie mortelle, on vit l'aspiration se prononcer de plus en plus. A un moment, elle fut équivalente à 22 millimètres de mercure, qu'elle atteignait seulement au moment de chaque systole ventriculaire. Puis, on vit l'aspiration diminuer de plus en plus et quand le cœur eut donné son dernier battement, cette aspiration n'était plus que de 8 millimètres.

Passons maintenant à un autre mode de démonstration beaucoup plus complet, qui nous donnera, sur le phénomène étudié, les plus précieux renseignements.

B. — *Démonstration, par l'examen des tracés cardiographiques, de l'aspiration exercée par le ventricule droit sur la cavité auriculaire.*

L'examen des tracés cardiographiques indique nettement que l'aspiration causée sur l'oreillette droite par le ventricule droit, est synchrone à la systole ventriculaire. Dans aucun des nombreux tracés que nous avons eu entre les mains, ce synchronisme ne fait défaut ;

sans doute, il existe des variations d'intensité, mais le fait primordial est constant. Dans un tracé type, obtenu en plaçant une ampoule dans l'oreillette et une autre dans le ventricule, on observe les caractères suivants :

Sur la ligne ventriculaire, on observe, précédant immédiatement la systole, une légère ascension due à la systole auriculaire. Puis, la systole ventriculaire se traduisant par une ascension en général assez brusque, et se terminant par un plateau d'étendue variable. Si en regard on étudie la ligne auriculaire, on remarque la légère élévation produite par la systole de l'oreillette, puis, une chute presque en ligne droite traduisant la pression négative dont l'oreillette est alors le siège ; cet abaissement subit de pression tient évidemment lieu à l'évacuation rapide de la cavité auriculaire.

Il y a alors comme l'indiquent les auteurs, un relâchement brusque de la cavité auriculaire, et c'est à ce relâchement qu'est due la première dépression jugulaire. Il existe certainement à ce moment une certaine aspiration dans l'oreillette ; mais comme le montrent les tracés, cette aspiration est fort courte et doit peu contribuer à la réplétion veineuse. Immédiatement après, on voit la courbe de l'oreillette subir un nouveau soulèvement, indice du début de la systole ventriculaire, qui relève les valves de la tricuspide et ferme l'orific auriculo ventriculaire. Cet orifice, une fois fermé, le mouvement d'élévation de la courbe devrait continuer sa marche oblique ascendante, jusqu'à la nouvelle contraction auriculaire, puisque le sang veineux s'amasse dans l'oreillette, et que, par conséquent, la pression doit s'y élever parallèlement. Mais, l'examen des tracés montre qu'un fait tout contraire se produit.

La courbe auriculaire ne se relève pas à ce moment. Au contraire, elle subit une seconde dépression non plus fugitive comme la première, mais d'une assez longue durée.

Pour préciser le temps exact de la révolution cardiaque où cet abaissement a lieu, il est nécessaire de prendre des repères ; cela fait, on reconnaît, comme nous venons de le dire, qu'il est manifestement synchrone à la systole ventriculaire et qu'il ne cesse qu'avec cette systole. Nous sommes donc maintenant en présence, sur la ligne auriculaire, de deux chutes : la première que nous regardons comme peu importante, due au relâchement de l'oreillette ; la seconde coïncidant avec la contraction du ventricule, et dont nous allons avoir à rechercher la cause.

C. — *Du mécanisme de l'aspiration produite dans l'oreillette par la systole ventriculaire.*

Cette question a depuis quelque temps attiré l'attention des physiologistes. Du reste, elle n'était pas neuve puisque nous avons déjà vu Hunter, sans preuves toutefois, formuler une solution du problème. Mais le simple raisonnement induisait à regarder comme juste sa manière de voir. En effet, on est en face d'une cavité close, le thorax, contenant deux organes, le cœur et le poumon, susceptibles tous deux de subir des variations de volume assez étendues. Puisque le milieu est fermé, il est de toute évidence que si l'un se modifie dans un sens, l'autre subira une modification toute opposée. Si, par exemple, le ventricule expulse son contenu, il en résulte un certain vide qui vient renforcer la pression négative intra-thoracique qui existait déjà. Les organes voisins devront obéir à cette aspiration ; le tissu pulmonaire précordial prendra une partie de la place laissée libre par le retrait ventriculaire, et l'autre partie sera occupée par l'oreillette en diastole. Cette théorie, parfaitement logique, a été énoncée par Brücke, par Mosso· Puis on a tenu à la consacrer par l'expérimentation. C'est ce à quoi est arrivé F. Franck par une ingénieuse expérience dont nous lui empruntons la description.

« Un cœur de tortue complet est enfermé dans une éprouvette dont le fond peut recevoir un bouchon de caoutchouc ; une première expérience consiste à introduire dans la cavité du bocal une sorte de poumon artificiel formé d'une mince ampoule de caoutchouc a demi insufflée. On voit et on enregistre les expansions que subit ce poumon à chaque aspiration que crée autour de lui le ventricule en se vidant : ceci montre d'abord *l'effet pulmonaire* de l'évacuation ventriculaire. — On enlève ensuite le poumon artificiel et on ferme l'orifice inférieur du bocal : dans ces conditions tout l'effort aspiratif du ventricule se vidant est reporté sur l'oreillette qui cède comme avait cédé le poumon : on peut constater l'énorme expansion qu'elle subit à chaque systole ventriculaire ; il est facile de démontrer l'intensité de cet effet aspiratif en faisant puiser à l'oreillette le sang qui doit la remplir dans un réservoir placé à plus de 20 centimètres en contre-bas de son niveau. Si enfin, après avoir constaté isolément dans cette expérience les effets aspiratifs de l'évacuation ventriculaire sur le poumon et sur l'oreillette, on veut se rendre compte de la manière dont cette même influence se répartit sur les deux organes dilatables, oreillette et poumon, il suffit de combiner les deux expériences précédentes : on introduit le poumon artificiel à demi tendu dans le bocal où se trouve le cœur, et on constate que les effets persistent de part et d'autre, mais notablement atténués, puisque l'aspiration d'origine ventriculaire trouve à se satisfaire sur deux poches membraneuses qui cèdent chacune à son influence. »

Ainsi, voici qui est démonstratif ; dans un milieu clos la systole ventriculaire exerce une aspiration à la fois sur le poumon et sur l'oreillette. Reste à savoir si la dépression systolique de nos tracés est justiciable de la même explication. Pour cela, il fallait transformer le milieu thoracique, soustraire le cœur à l'influence du vide intra-pleural, en un mot ouvrir la poitrine. Si dans ces conditions l'aspiration venait à cesser, l'interprétation donnée par Mosso et Brücke, était parfaitement rigoureuse ; la nécessité d'un milieu clos était démontrée. On a donc ouvert la poitrine, et alors on a vu que l'aspiration auriculaire continuait à se produire. Nous avons plus haut donné la description sommaire d'un tracé quand la poitrine est fermée ; eh bien, si maintenant on jette les yeux sur des tracés pris, après ouverture préalable du thorax, on voit qu'il n'y a pas de modifications essentielles. On y remarque toujours sur la ligne auriculaire, la dépression systolique, et d'autant plus prononcée que la systole avance davantage. On le voit, cette expérience est capitale; tout à l'heure nous pouvions admettre l'influence exclusive du vide systolique; mais maintenant que l'oreillette n'y est plus soumise, il nous est impossible de nous ranger sans réserves à l'opinion de Mosso et de Brücke. Ce qui ne veut pas dire que nous rejetions entièrement les vues qu'ils ont émises; au contraire nous en tirerons parti pour ce qui a trait à l'expansion systolique de la lame précordiale. Mais en ce qui concerne l'aspiration de l'oreillette, l'expérience précédente nous force à chercher ailleurs la véritable cause de sa dilatation.

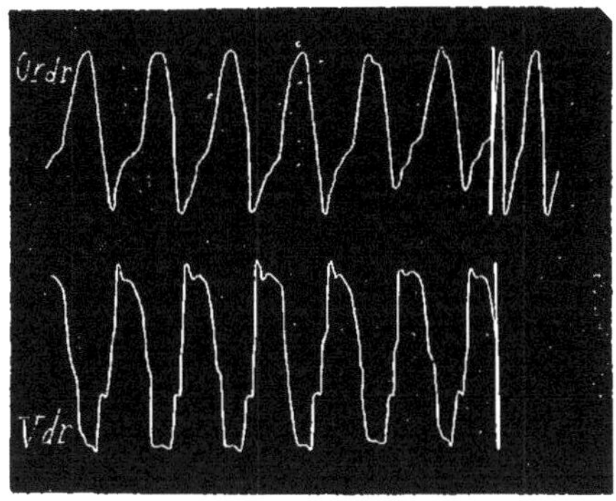

Fig. 3.

Mécanisme de l'aspiration auriculaire.

Expérience du 13 novembre 1862. — Cheval robuste, couché. Moëlle épinière coupée au niveau de l'espace atloïdo-occipital. Respiration artificielle. Poitrine largement ouverte du côté gauche. On incise le péricarde pour mettre le cœur complètement à nu. L'appareil à deux ampoules est introduit dans les cavités droites.

Quand la poitrine fut ouverte, en soulevant le poumon on put observer avec la plus grande netteté, sous la veine cave supérieure, un affaissement rhythmique isochrone à la systole ventriculaire. Un mouvement inverse, tout aussi parfaitement rhythmé s'observait au moment de la systole auriculaire, qui augmentait la réplétion de la veine.

OR. DR. *Tracé des mouvements de l'oreillette droite.*

V. DR. *Tracé des mouvemets du ventricule droit.*

On voit que la ligne ascensionnelle de la systole ventriculaire coïncide exactement avec une brusque ligne de descente du tracé auriculaire, ce qui prouve avec toute certitude que l'augmentation de pression systolique dans le ventricule droit détermine un abaissement de pression dans la cavité auriculaire, même chez les sujets qui ont la poitrine ouverte et *sur lesquels on a supprimé ainsi toute influence possible du vide thoracique :* ce qui détruit la théorie de Hunter, Brücke, Mosso, et qui prouve que le cœur possède *en lui-même*, l'aspiration auriculaire.

Avant d'exposer la manière dont nous comprenons le mouvement d'expansion auriculaire, synchrone à la systole du ventricule, il est nécessaire d'analyser un mémoire de F. Franck, où cette question est traitée.

L'auteur a aussi procédé à l'ouverture du thorax, et il a également constaté que l'afflux du sang continuait à à se faire dans l'oreillette. Pour déterminer le mécanisme de cet afflux, il s'est basé sur les caractères des tracés qu'il a recueillis. Nous avons déjà dit qu'après la systole auriculaire il existait une chute brusque de la courbe ; celle-ci descend même plus bas qu'elle n'était avant la systole. Sur le fait même, il n'y a aucune contestation, et nos tracés concordent bien avec ceux de M. Franck.

Mais là où nous ne pouvons plus le suivre, c'est sur le rôle prépondérant qu'il accorde à cette dépression qui suit la systole de l'oreillette. Sans doute, il y a à ce moment, un brusque relâchement de l'oreillette, et une certaine quantité du sang veineux refoulé en amont et en aval par la contraction doit y être attirée. Mais ce temps est très fugace, comme le prouve le ressaut, souvent très brusque, de la courbe auriculaire, et partant doit peu contribuer à la réplétion de l'oreillette ; de plus, nos tracés nous montrent que là n'est pas le temps principal de l'effort aspiratif. Pour étayer de preuves sa théorie, M. Franck a fait une série d'expériences.

Toutes reviennent à ceci : rechercher quelle influence a sur l'aspiration auriculaire, le thorax étant ouvert, l'action isolée de l'oreillette ou du ventricule. Pour cela, il supprime la communication entre l'oreillette et le ventricule, ou bien provoque l'inertie fonctionnelle de l'oreillette droite. Il observe encore ce qui a lieu dans les déplacements de la systole auriculaire, et dans les intermittences limitées à la seule portion ventriculaire ; et le résultat de ces recherches est que le relâchement brusque de l'oreillette suffit à produire l'aspiration, et que la systole ventriculaire est sans action sur celle-ci.

Comme le travail de M. Franck et le nôtre s'appuient presque entièrement sur des graphiques, il faut rechercher l'origine du désaccord. Des tracés de M. Franck nous ferons deux parts : les tracés 5 et 6 présentent de grandes irrégularités qui en rendent l'interprétation difficile ; ils ont été pris sur des chiens, et souvent la grande précipitation des battements du cœur ne permet pas, même avec de bons repères, de se rendre compte exactement du synchronisme des accidents des courbes. Nous retiendrons seulement les tracés 4 et 7. Bien que pris sur des chiens, les battements du cœur sont lents et réguliers, et l'amplitude des courbes est assez forte. Dans le tracé 7, sont inscrits le pouls jugulaire et la pulsation ventriculaire. Sur la ligne jugulaire, on voit d'abord la chute brusque de la courbe, synchrone au relâchement de l'oreillette. Puis, et nous attirons l'attention sur ce point, pendant tout le temps que dure la systole ventriculaire, la courbe descend de plus en plus. Au milieu de la systole, elle s'était légèrement relevée, mais pour retomber aussitôt et inscrire ainsi l'aspiration dont l'oreillette est le siège. Le tracé 4, quoique moins net, a aussi la même signification ; pendant la systole, la courbe jugulaire est basse, et au moment où la diastole commence, elle se relève brusquement.

On le voit, il y a un rapport évident entre ces tracés et les nôtres ; ils présentent, sur la jugulaire, la même dépression systolique que nous avons trouvée par l'exploration auriculaire ; ici, comme dans nos expériences, la poitrine est ouverte, et on ne peut pas attribuer l'aspiration synchrone à la contraction des ventricules, à un vide créé dans le milieu thoracique. D'un autre côté on ne peut pas mettre la dépression systolique du tracé 7 sur le compte du relâchement ; il faudrait admettre que, malgré le sang reçu par l'oreillette, la capacité de celle-ci est plus grande à la fin de la systole qu'en son milieu.

En résumé, nos tracés concordent avec ceux de M. Franck, mais leur interprétation diffère ; ou plutôt M. Franck a négligé d'interpréter cette dépression veineuse, synchrone à la systole du ventricule, et qui persiste après l'ouverture de la poitrine.

L'étude de nos tracés nous fournit encore un autre argument contre cette vue théorique qui accorde au relâchement de l'oreillette une part à peu près exclusive dans le mécanisme de l'aspiration. Chez des chevaux que l'on tuait par hémorragie, la systole ventriculaire arrivait à être d'une faiblesse extrême, et même à se supprimer. Or, dans le même temps où l'on notait la diminution ou la suspension de la contraction de l'oreillette, les courbes prenaient une amplitude exagérée. Nous reproduisons un tracé où le fait est absolument évident. Dans ces cas, il est bien impossible d'invoquer le relâchement de l'oreillette comme cause première de l'aspiration qui s'exerce dans sa cavité. Une oreillette inerte ou se contractant peu, ne saurait se relâcher et, par suite, exercer une aspiration suffisante pour expliquer les dépressions de nos courbes.

Il est enfin un autre point signalé par M. Franck et

qu'il ne nous a pas été donné de constater. Pour lui, il existe au commencement de la diastole ventriculaire une nouvelle dépression jugulaire. Il va sans dire que cette nouvelle dépression doit coïncider avec un abaissement de pression auriculaire. En effet, oreillette et veine forment un système unique et on peut employer indifféremment les deux expressions ; nous savons seulement que l'exploration intra-auriculaire donne des résultats beaucoup plus précis que l'exploration veineuse.

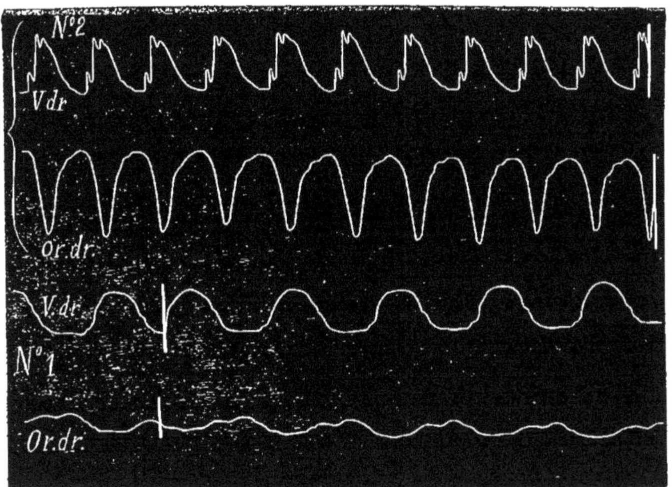

Fig. 4.

Mécanisme de l'aspiration auriculaire.

Expérience du 4 novembre 18[illegible]4. — Cheval très calme, très tranquille sur lequel on place, par les procédés habituels, les ampoules exploratrices de la pression intracardiaque dans les cavités droites.

On prit d'abord, sur l'animal debout un très grand nombre de beaux tracés de l'oreillette et du ventricule, tracés dans lesquels l'aspiration auriculaire, isochrone à la systole du ventricule, se traduisit avec ses caractères typiques, et qui permirent de constater que l'amplitude de ces oscillations rhythmiques de la pression auriculaire était augmentée pendant l'inspiration, diminuée pendant l'expiration.

Puis après avoir couché l'animal, on le paralysa par la section atloïdo-occipitale de la moelle épinière et l'on pratiqua la respiration artificielle. Les nouveaux tracés qui furent pris alors ne diffèrent guère des premiers. On y vit surtout la persistance de l'aspiration auriculaire.

Enfin, la poitrine ayant été largement ouverte, pour annuler complètement l'action de l'élasticité pulmonaire et du vide thoracique, on prit une dernière série de tracés, dont voici deux échantillons :

N° 1. — *Tracés pris au début d'une hémorrhagie pratiquée (par la carotide) dans l'intention de donner plus de vivacité aux battements du cœur.* — Or. dr. *Courbe de l'oreillette.* V. dr. *Courbe du ventricule.*

N° 2. — *Tracés pris après une perte considérable de sang.* Les lettres ont la même signification que dans le n° 1

Dans le tracé auriculaire de la série 1, la systole de l'oreillette est encore assez marquée. Mais dans le même tracé de la série 2, c'est à peine si l'on aperçoit l'indication de cette contraction de l'oreillette, tout à fait aux sommets de la courbe. L'aspiration auriculaire isochrone à la systole du ventricule a, au contraire, considérablement augmentée d'amplitude. Cette aspiration ne peut donc être un phénomène corrélatif de la systole auriculaire, comme pense M. Franck. C'est la systole ventriculaire seule qui en est la cause essentielle. C'est le coup de piston ventriculaire qui, en abaissant le plancher de l'oreillette, agrandit cette cavité et y fait baisser la tension.

L'augmentation du vide thoracique par la sortie de l'ondée sanguine hors de la poitrine et le relâchement de l'oreillette ne sont que des causes adjuvantes.

Eh bien, nos tracés auriculaires ne nous ont pas montré l'existence de cette dépression diastolique, et nous ne pouvons adopter l'interprétation donnée par M. Franck :

« Le ventricule, dit-il, devenant flasque au commencement de la diastole, est sollicité par la rétractilité pulmonaire, et cette action est beaucoup plus intense si le poumon est en inspiration ; ainsi attiré, le ventricule exercerait une succion sur le sang contenu dans l'oreillette. »

C'est, on le voit, la même interprétation que celle donnée par M. Chauveau en 1858. Mais nos graphiques, nous donnent des indications inverses. La diastole ventriculaire coïncide avec une augmentation de tension dans l'oreillette, ce que montre avec une grande netteté l'ascension plus ou moins régulière qui se produit sur la courbe auriculaire à partir du moment où le ventricule commence à se relâcher.

On le voit dans les tracés qui précèdent, quelles que soient les conditions dans lesquelles l'expérience a été faite, la plus faible pression auriculaire est toujours synchrone à la systole ventriculaire. Il a donc fallu que le ventricule jouât un rôle, et nous ajouterons, un rôle actif. Si, en effet, nous adoptions les idées de M. Franck sur le relâchement brusque de l'oreillette comme facteur aspiratif principal, nos courbes auraient un tout autre aspect. Dans cette hypothèse on devrait voir sur la ligne auriculaire, après la légère ascension traduisant la systole du ventricule, la courbe prendre une direction oblique ascendante. Après son relâchement, en effet, l'oreillette se remplit, et cette réplétion progressant, on devrait constater une augmentation de pression. Mais, nous le répétons, c'est le contraire qui se produit.

Pendant le temps qui coïncide avec la systole ventriculaire, la pression reste basse dans l'oreillette, quoique l'afflux du sang veineux s'y fasse librement, et parfois même, c'est à la fin de la systole ventriculaire que la pression auriculaire est au plus bas. Si bien que l'on est alors en présence de ce fait, en apparence contradictoire : pendant la systole du ventricule, la pression baisse d'autant plus dans l'oreillette que celle-ci se remplit davantage.

En présence de ce résultat, c'est donc à bon droit que l'on est amené à revendiquer un rôle actif pour le ventricule, et, *a priori*, tout porte à croire que son action est celle d'une pompe aspirante. Restait donc à étudier le mécanisme de cette aspiration.

Or, sur ce point, notre tâche a été facile. Nous n'avons eu qu'à remonter aux anciens travaux de M. Chauveau pour avoir une idée exacte du phénomène.

En 1855, il fit, en collaboration avec M. Faivre, de

nombreuses expériences sur les mouvements et les bruits normaux du cœur, et les résultats en furent consignés dans la *Gazette Médicale de Lyon* de 1856. Je détache de ce mémoire ce qui a trait à la systole ventriculaire. « Quant à la question de savoir si le cœur peut éprouver un mouvement de recul dans le sens de sa longueur, c'est-à-dire, de sa base à sa pointe, pendant la systole ventriculaire, on la résout bien vite par l'affirmative, lorsqu'on jette un coup d'œil sur les conditions dynamiques qui président à la projection de l'ondée sanguine dans le système artériel. L'effort contractile qui détermine cette projection développe, en effet, sur la surface intérieure du cœur, une pression proportionnelle à l'intensité de la systole ; et comme, en vertu de la loi physique, cette pression est plus faible au niveau des orifices artériels chargés de donner écoulement au sang, le point de paroi opposé à ces orifices, c'est-à-dire la pointe du cœur, supporte un excès de pression qui peut entraîner l'organe dans le sens de son grand axe, c'est-à-dire lui imprimer un mouvement de recul, le cœur étant suspendu librement dans le sac fibro-séreux qui l'enveloppe, par les troncs élastiques des gros vaisseaux.» Et plus loin : « Il est clair que si ce mouvement de recul n'avait pas lieu, l'extrémité des ventricules devrait remonter vers les oreillettes, pendant la systole inférieure, comme dans l'expérience du cœur excisé et sorti de la poitrine, la pointe de l'organe étant libre et sa base fixée par les gros vaisseaux. Eh bien ! il n'en est rien. Pour s'en convaincre expérimentalement, il suffit d'explorer le cœur avec la main introduite par l'abdomen à travers le diaphragme ; on sent alors le sommet du cône ventriculaire rester constamment en rapport avec le fond du sac péricardien.

« On peut encore ouvrir la paroi latérale de la poitrine d'un cheval, et saisir avec l'œil lui-même le mode de locomotion du cœur. Non seulement alors on constate que l'extrémité des ventricules ne remonte point vers la masse auriculaire en abandonnant la paroi thoracique, mais on voit même quelquefois cette extrémité se porter très légèrement en arrière vers l'appendice xiphoïde, sans s'éloigner ou se rapprocher sensiblement de la face supérieure du sternum. Il y a donc un recul : ceci est hors de doute. Reste à savoir comment il s'exécute. La pointe du cœur n'allant pas vers la base, *il faut nécessairement que la base aille vers la pointe, et c'est effectivement ce qui a lieu.* A chaque systole ventriculaire, la scissure coronaire qui sépare les oreillettes des ventricules, s'abaisse vers l'extrémité du cœur, tantôt plus, tantôt moins, suivant les sujets, mais toujours d'une manière très manifeste, pendant que les troncs artériels s'allongent en se courbant davantage. » Cette citation nous fait ressortir très nettement le mécanisme par lequel se produit l'aspiration auriculaire.

Au début même de la systole ventriculaire a lieu la formation du plancher de l'oreillette ; par leur accolement marginal, les valvules arrivent à former une cloison parfaite, qui tout à l'heure s'abaissera en masse par l'effet du recul hydrodynamique. Cet effet se traduit donc par l'abaissement de la base de l'oreillette ; ce fait est hors de doute, M. Chauveau l'ayant constaté à maintes reprises sur le cœur de gros mammifères, chez lesquels la paroi thoracique avait été enlevée. La conséquence immédiate de l'abaissement du plancher auriculo-ventriculaire, est évidemment l'agrandissement de la cavité de l'oreillette, et dans cette cavité rendue plus grande par l'éloignement d'une de ses parois, un vide relatif se produit forcément.

Etude de l'aspiration dans le cœur gauche.

Tout ce qui précède s'applique exclusivement au cœur droit ; pour ce qui a trait au cœur gauche, nous avons des données bien moins précises. Il est en effet difficile d'expérimenter sur l'oreillette gauche ; et, en tous cas, il faut l'ouverture préalable de la poitrine. Un élément important nous fait donc ici défaut : connaître exactement l'influence de la pression négative intra-thoracique sur la réplétion de l'oreillette gauche. Si l'on met le cœur à nu, on observe des différences importantes avec ce qui se passe dans le cœur droit. M. Chauveau a répété souvent ces observations, et il est arrivé aux conclusions suivantes : Tandis que dans le cœur droit la base de l'oreillette s'abaisse fortement avec le sillon auriculo-ventriculaire à chaque systole ventriculaire, dans le cœur gauche la base est animée d'un mouvement d'une amplitude infiniment moindre. Le plus souvent on constate même un double mouvement. La partie antérieure de la base du cœur droit s'abaisse, mais au même moment, la partie postérieure du cœur gauche, par une sorte de mouvement de bascule, s'élève très légèrement. Il ne doit donc en résulter, pour l'oreillette, qu'un agrandissement très minime et par conséquent insuffisant pour exercer une aspiration bien énergique. Aussi

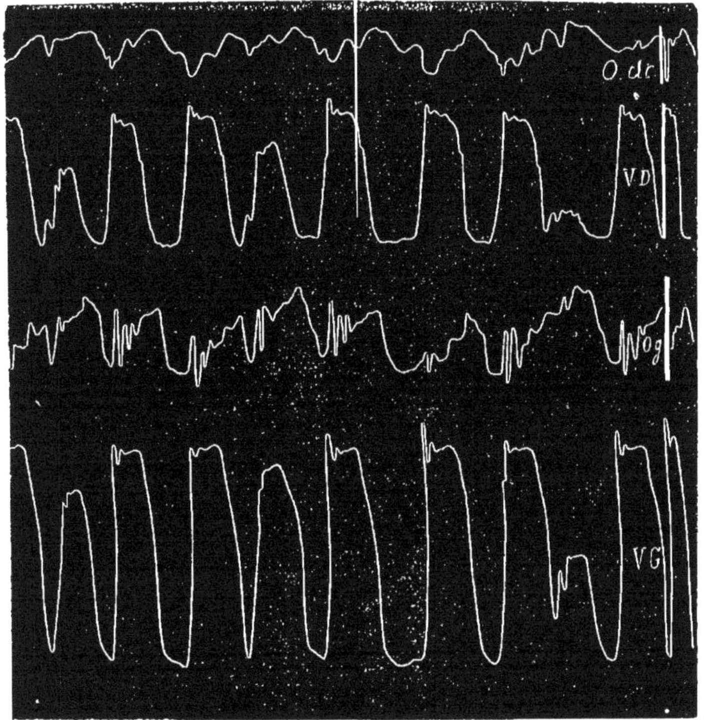

Fig. 5.

Comparaison de l'aspiration auriculaire dans les deux cœurs. Suite de l'expérience du 3 novembre 1884 (Voir la légende de la figure 3). — Après avoir pris le tracé de cette figure 3, on introduisit dans le cœur gauche un appareil récepteur à deux ampoules, par une petite plaie de l'auricule qui fut liée sur le conducteur. De cette manière, on put recueillir simultanément la courbe des changements de pression déterminées par le mouvement des quatre cavités du cœur. Il y eut quelque peu de trouble dans le jeu de l'organe, trouble qui se traduisit surtout par plusieurs systoles redoublées. Mais en somme, l'expérience marcha fort bien et donna les résultats consignés dans les tracés ci-dessous :

OR. DR. — *Tracé des mouvements de l'oreillette droite.*
V. DR. — *Tracé des mouvements du ventricule droit.*

OR. G. — *Tracé des mouvements de l'oreillette gauche.*
V. G. — *Tracé des mouvements du ventricule gauche.*

Malgré les déformations déterminées par le trouble des mouvements cardiaques, la courbe de l'oreillette droite permet de reconnaître ses accidents classiques particulièrement les sommets *i, i, i,* indices de la systole auriculaire et les dépressions *k, k, k,* déterminées par la systole ventriculaire.

Dans la courbe de l'oreillette gauche, les sommets *c, c, c,* indices des systoles de la cavité, occupent exactement la même place que dans la courbe de l'oreillette droite; mais les dépressions suivent immédiatement les systoles auriculaires; elles précèdent de beaucoup la systole ventriculaire qui commence en *a* se terminant longtemps avant le début de cette systole. Leur place, dans le tracé, répond exactement à la fin de la période de relâchement du ventricule, ramené alors à sa position de repos ou de pause.

Dans plusieurs expériences, on a pu voir la systole auriculaire étant nulle ou très faible, les tracés de l'oreillette gauche présenter des caractères analogues à ceux du ventricule. La systole ventriculaire élève alors la pression dans l'oreillette et la diastole ventriculaire l'abaisse, tandis que dans le cœur droit, on voit toujours, en pareil cas, la première baisser dans l'oreillette quand elle monte dans le ventricule.

M. Chauveau, prenant pour base ses tracés auriculaires gauches (voir fig. 5), pense-t-il que l'aspiration ne reconnaît pas pour cause le même mécanisme que dans le cœur droit. Il applique au cœur gauche ce qu'en 1858 il disait du cœur droit : « Lorsque les ventricules effectuent leur systole, en diminuant de volume, ils entraînent vers eux, par attraction concentrique, les parties qui les enveloppent, les poumons, le diaphragme et même les parois thoraciques. Eloignées de leur position d'équilibre, ces parties, au moment où les ventricules entrent en diastole ou plutôt en repos, tendent, par leur élasticité, à revenir à cette position, et tirent à leur tour en sens inverse, c'est-à-dire excentriquement sur les parois de la masse ventriculaire, dont les cavités se dilatent; d'où succion exercée par ces cavités sur le sang des oreillettes et des veines intra-thoraciques. » En somme, la formule serait différente pour les deux cœurs; le droit possédant une force aspiratrice intrinsèque ; le gauche trouvant dans les parties voisines une force aspiratrice d'emprunt.

Le sang veineux se précipite alors et vient le combler. Comme formule générale de l'action du cœur on peut donc revenir à l'idée ancienne : le cœur est à la fois une pompe aspirante et foulante, et chose remarquable, le même coup de piston produit en même temps le refoulement et l'aspiration. La réalité de cette double action nous est rendue évidente par les courbes nombreuses que M. Chauveau a mis à notre disposition. Dans certains cas, par l'exagération même de cette aspiration, le phénomène, qu'on nous passe l'expression, sautait vraiment aux yeux et on aurait pu aisément se passer de l'inscription de la courbe. Chez des animaux que l'on tuait par hémorragie, on voyait les leviers auriculaires et ventriculaires, avec un synchronisme absolu, marcher à la rencontre l'un de l'autre, presque se toucher, puis s'éloigner brusquement; mouvement que l'on peut exactement comparer à celui que l'on fait décrire aux deux valves d'un soufflet.

CHAPITRE II.

Influence de l'aspiration cardiaque sur la pression intra-thoracique.

Nous avons vu que si l'on renferme dans un vase un cœur de tortue et que l'on y juxtapose un poumon artificiel, chaque systole ventriculaire, s'accompagnant d'une diminution de volume, sera cause d'une expansion dans l'oreillette et le poumon artificiel. Cette expérience résume la théorie de Mosso et de Brücke.

Nous savons que l'aspiration auriculaire reconnaît une tout autre cause, puisque si l'on ouvre la poitrine, elle n'en persiste pas moins. Ou plutôt, nous ne rejetons pas d'une façon absolue l'explication précédente en ce qui concerne l'oreillette ; mais nous pensons que le vide systolique peut avoir une part d'influence, très faible, il est vrai, sur sa dilatation.

L'oreillette n'a pas besoin d'emprunter aux organes voisins une force nécessaire à sa dilatation ; elle trouve les éléments de son agrandissement dans le cœur lui-même. Pour le poumon, il en est tout autrement : on a affaire ici à un organe parfaitement élastique, libre de tous côtés, dont l'affaissement est empêché par la pression négative intra-thoracique.

Tous les changements que les battements du cœur imprimeront à la pression intra-thoracique s'accompagneront nécessairement de modifications dans le volume du poumon.

Les ventricules se contractant, le cœur diminue ; il en résulte un certain vide, que le poumon, grâce à sa mobilité parfaite, viendra combler. Pour le poumon, nous adoptons donc sans réserve les idées de Brücke et Mosso.

L'intensité de la pression négative ainsi produite a été étudiée par divers procédés. Franck (1) se servit de l'exploration intra-péricardique. Le péricarde d'un chien est ouvert ; on place un tambour à levier sous le ventricule droit, tandis qu'un tube, en communication avec un autre tambour inscripteur, est fixé sur l'ouverture de la séreuse. L'appareil mis en mouvement, on a les courbes correspondant aux changements de volume et les pulsations du ventricule droit. L'alternance entre ces deux courbes est complète ; l'élévation systolique répond à une forte dépression qui mesure la diminution de la pression intra-péricardique ; l'inverse a lieu pendant la diastole.

Il était facile de prévoir que l'exploration trachéale devait donner des résultats identiques aux précédents. Chaque systole détermine en effet une aspiration, chaque diastole une expulsion d'air. Les tracés obtenus par F. Franck sont très démonstratifs. Comme dans les tracés intra-péricardiques, il y a ici une alternance absolue entre les courbes des pulsations et celles des change-

(1) Travaux du laboratoire de Marey, 1877.

ments de volume du cœur. C'est donc à tort que l'on a dit que l'exploration trachéale pouvait fournir des courbes de pulsations du cœur ; pour se rendre compte qu'il en est tout autrement, il a suffi de prendre les tracés simultanés des pulsations et des variations de volume. Du même coup, tombe l'objection que, par l'exploration trachéale, on inscrit les pulsations des artères pulmonaires ; l'examen du tracé montre que cela ne peut être, puisque l'élévation systolique correspond exactement à une chute de la courbe sur la ligne des variations de volume.

F. Franck explique le fait en montrant que la totalisation des mouvements expansifs artériels est inférieure comme intensité à l'aspiration causée par la systole du ventricule ; l'aspiration étant prépondérante, est seule inscrite. Mais si, par l'ouverture du thorax, on vient à supprimer l'aspiration pleurale, on ne peut plus évidemment inscrire les variations de volume; le tube trachéal indiquera seulement les pulsations des artères pulmonaires, synchrones à la pulsation cardiaque, exactement comme le ferait un sphygmographe.

Il y avait encore intérêt à rechercher si, à l'aide de l'exploration bucco-pharyngienne, on pourrait, chez l'homme, inscrire les variations de la pression intra-thoracique, produites par les changements de volume du cœur. En 1877, M. Regnard a publié dans la *Revue mensuelle* un travail sur ce sujet. Il fit des expériences assez nombreuses, qui consistaient en l'introduction dans la bouche d'un tube qui était relié à un tambour inscripteur. La respiration arrêtée, le cylindre était mis en mouvement. Les courbes ainsi obtenues sont exactes, mais l'interprétation que leur a donnée l'auteur comporte une erreur que F. Franck a relevée. Se contentant de l'inscription des variations buccales. M. Regnard a négligé de prendre en même temps le pouls carotidien. Et alors, pour lui, la ligne ascensionnelle coïncide avec la systole, la ligne de descente avec la diastole. Or, un fait précisément inverse se produit comme l'indique, à l'aide de repères, l'examen comparatif du tracé carotidien et du tracé buccal. Comme dans l'exploration trachéale, il y a ici une alternance complète entre les courbes des pulsations et celles des changements de volume. Avec les graphiques, on peut aussi, dès maintement, rejeter l'explication théorique que M. Regnard donne du phénomène : les ventricules viendraient pendant leur contraction frapper la lame pulmonaire précordiale, et l'air, chassé de cette lame, irait transmettre au levier un mouvement d'élévation.

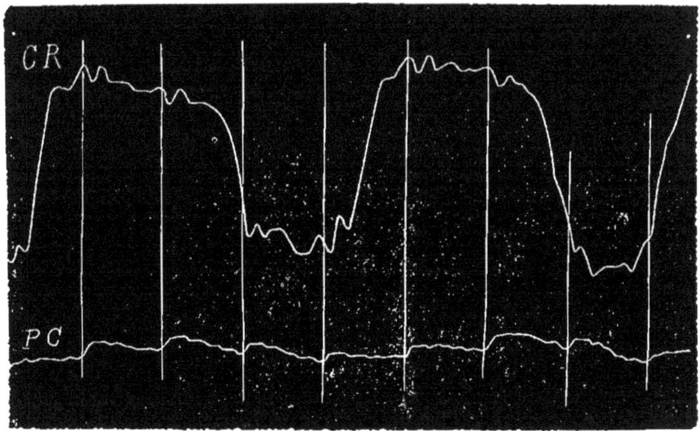

Fig. 6.

Tracé destiné à montrer les accidents dus à la déplétion ventriculaire sur la courbe des pressions bucco-pharyngiennes prises sur l'homme respirant normalement par le nez.

C. R. *Courbe respiratoire* (pression bucco-pharyngienne.)

P. C. *Pulsation de la carotide.*

On constate que chaque pulsation de la carotide coïncide dans la courbe respiratoire avec une série d'oscillations négatives ou positives, qui ne permettent pas de distinguer l'influence prépondérante de l'augmentation systolique du vide thoracique sur les changements de pression dans l'arbre respiratoire.

Nous savons que les faits ne peuvent être ainsi envisagés : au lieu d'une expulsion d'air, la diminution de volume des ventricules en systole, détermine au contraire une aspiration. Les tracés de M. Franck, ceux que M. Chauveau a pris en grand nombre, le démontrent jusqu'à l'évidence. Ces derniers ont été pris dans des conditions très variables ; l'opérateur étant debout, assis ou couché, les narines ouvertes ou fermées. Toujours, avec toutefois des différences dans l'amplitude des courbes, les résultats ont été identiques. Si l'opérateur respire avec force, on voit sur les lignes succédant aux inspirations et expirations des dépressions systoliques traduisant la diminution de volume du cœur.

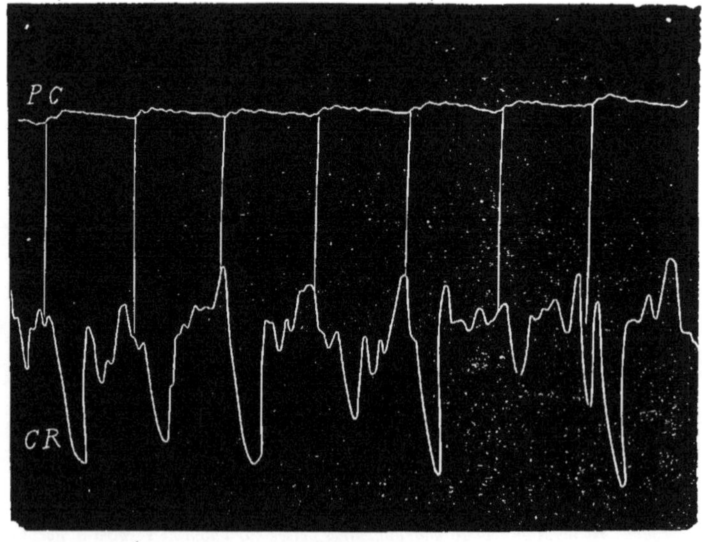

Fig. 7.

Démonstration de l'aspiration rhythmique exercée par le cœur sur l'air contenu dans l'arbre respiratoire.

Expérience faite sur l'homme. Le tube récepteur est fixé dans la bouche, l'isthme du gosier et la glotte étant largement ouverte. Le sujet fait une grande inspiration, fixe la poitrine dans cette position et se bouche les narines. C'est à ce moment que le tracé est pris.

P. C. *Pulsations carotidiennes.*

Chaque pulsation carotidienne coïncide avec un énorme abaissement de la couche indicatrice des pressions de l'air dans les premières voies respiratoires.

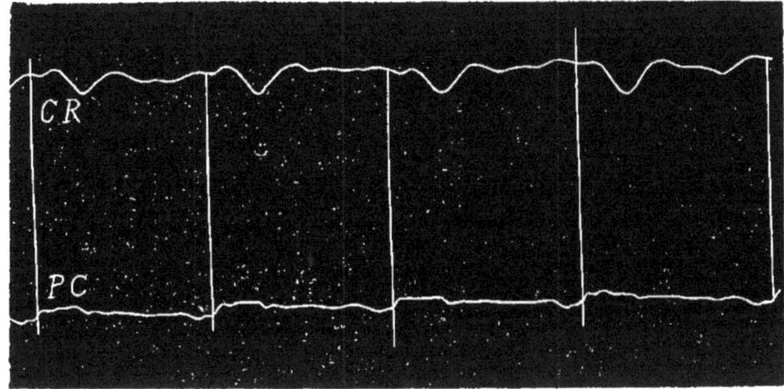

Fig. 8.

Même expérience que celle de la fig. 6, avec cette variante que le tube qui conjugue l'intérieur des voies respiratoires au tambour inscripteur a été mis, par un branchement latéral en large communication avec l'air intérieur. De cette manière, on éteint tous les petits accidents secondaires capables de marquer ou d'altérer la signification des principales oscillations de la courbe, qui deviennent beaucoup plus nettes, quoique l'amplitude en soit considérablement réduite.

C. R. *Courbe des pressions bucco-pharyngiennes.*

P. C. *Pulsation de la carotide.*

Les caractères de ce tracé permettent de supposer que les mouvements de l'oreillette exercent aussi une certaine influence sur la pression de l'air contenu dans les voies respiratoires.

Si la respiration est arrêtée, la même dépression s'inscrit encore. Si les narines sont fermées, le phénomène s'exagère. M. Regnard avait étudié l'état respiratoire dans lequel l'amplitude des courbes était la plus marquée, et il conclut pour la demi-inspiration. Nos recherches manométriques nous indiquent que c'est plutôt pendant l'inspiration forcée qu'a lieu le maximum d'aspiration.

Dans ce genre d'exploration, il est du reste un point sur lequel il est bon d'insister, c'est la difficulté même de cette exploration buccale lorsque la respiration est arrêtée. Dans ce cas, il arrive très souvent que la glotte se ferme, et les indications des changements de volume ne sont plus transmises. Le tracé est alors complètement modifié; il ne renferme plus que les pulsations des artères bucco-pharyngiennes; pour échapper à cette cause d'erreur, il suffit d'avoir pour guide le tracé des pulsations cardiaques.

Il était intéressant de mesurer d'une manière exacte l'intensité de la dépression intra-pharyngienne. Pour cela on pouvait se servir d'un tube se rendant de la cavité bucco-pharyngienne à un manomètre à eau. Mais cette méthode est défectueuse à cause de la lenteur que les oscillations manométriques mettent à se produire. On a préféré graduer un tambour à levier, et on a poussé la graduation jusqu'à 20 millimètres. L'expérience a été faite, les narines étant fermées, et aux divers temps respiratoires. La poitrine étant dans un état moyen de dilatation, la dépression déterminée par chaque évacuation ventriculaire est égale en moyenne à 10 ou 13 millimètres d'eau. La poitrine étant dans un plus grand état de dilatation, la dépression isochrone aux systoles ventriculaires atteint 20 millimètres. Dans certains cas, elle devait dépasser 25 et même 30 millimètres d'eau.

La poitrine étant fixée dans l'expiration, il est très

difficile de prendre un bon tracé; malgré les plus grandes précautions, la glotte se ferme presque constamment. Mais les indications générales des tracés qu'on a pu prendre, montrent que la dépression intra-pharyngienne est encore dans ce cas amenée par l'évacuation ventriculaire; seulement elle est incomparablement moindre que quand le thorax est fixé en inspiration.

Influence de l'aspiration cardiaque sur le mouvement de l'air dans l'arbre respiratoire.

Nous venons de voir que la systole ventriculaire s'accompagne d'une diminution dans le volume du cœur, et qu'il en résulte un abaissement de pression dans la zone péricardique. Ce fait est amplement démontré par le résultat des explorations péricardique, trachéale et bucco-pharyngienne. La conséquence naturelle de cette chute dans la pression d'un point limité de la cavité thoracique était un appel de l'air contenu dans le reste de l'arbre respiratoire. On devait alors se demander, si cet air, dans son déplacement, ne pourrait pas donner naissance à des veines fluides, capables de produire un bruit. Partant de cette idée, nous nous sommes livré à des recherches qui ont été positives. La manière de procéder à été la suivante : un tube en caoutchouc est placé dans la bouche; l'autre extrémité, munie d'un embout auriculaire est fixée soit dans l'oreille de l'expérimentateur, soit dans l'oreille d'un observateur quelconque ; les narines restent ouvertes. L'air aspiré va rencontrer sur son trajet l'orifice glottique ; et là sont réunies toutes les conditions propres à la formation d'une veine fluide soufflante. Si un bruit se produit à ce niveau, il est rationnel de penser qu'il sera perçu par l'observateur, puisque l'on sait que les vibrations sont parfaitement propagées dans un sens contraire au courant. Et c'est en effet ce qui a lieu. M. Chauveau l'a constaté sur lui-même à maintes reprises, et nous-même avons pu faire cette observation. On entend alors d'une façon distincte, un léger souffle, nettement synchrone à la systole ventriculaire. Si au tube bucco-pharyngien on a conjugué un autre tube se rendant à un tambour inscripteur, on a alors une double traduction du phénomène. On entend alors à chaque systole ventriculaire le bruit produit par le passage de l'air au niveau de la glotte, et en même temps on voit le levier, sollicité par la pression négative, inscrire une dépression. On a ainsi la preuve directe que le souffle est systolique et qu'il est dû à une aspiration.

Nous le répétons, nous avons eu sur M. Chauveau la perception très distincte de ce bruit systolique, mais il ne faudrait pas croire qu'il soit aussi nettement perceptible chez tous les sujets. Sur M. Chauveau lui-même, il était à certains moments impossible de l'entendre; si, au contraire, il se plaçait dans certaines conditions, le souffle arrivait à l'oreille d'une façon très nette. Les conditions qui favorisaient la production du bruit étaient le décubitus précédé d'une marche un peu rapide ou d'un exercice musculaire un peu violent. Au contraire, dans la station debout, le souffle n'était presque jamais perçu. Ce qui, de plus, ajoute à la délicatesse de cette observation, est, comme nous le disions, la difficulté de maintenir la glotte ouverte. Il faut pour cela, une véritable éducation.

Depuis longtemps déjà les cliniciens avaient constaté dans la zone cardiaque l'existence de bruits anormaux, indépendants de toute lésion valvulaire, synchrones toutefois à la systole ventriculaire. C'est ce qu'on appelle les souffles extra-cardiaques. Laennec, le premier, les signala et expliqua leur production par un refoulement de l'air dû à la réplétion diastolique. Dans la suite, vinrent sur ce sujet d'assez nombreux travaux, ceux de Sydney-Ringer, de Schmidh, de Grovers, etc., mais qui firent peu avancer la question. En 1869, dans sa thèse inaugurale, Choyan étudia les bruits anormaux pulmonaires dus au mouvement du cœur ; il admit que ces souffles « sont des bruits d'expiration partielle, rendue soufflante par le choc brusque du cœur. » Potain, qui a beaucoup étudié cette question des souffles extra-cardiaques, en donne une explication logique ; pour lui, le resserrement systolique produirait un vide « au-devant d'un certain nombre de cellules qui se trouvaient tout à l'heure affaissées ; l'air se précipite alors dans ces cellules et produit ainsi un bruit d'inspiration partielle ayant le caractère soufflant. » — Dans un mémoire publié dans la *Revue de médecine* de 1877, Potain reprit encore cette étude de l'influence des variations de volume du cœur, à propos de la respiration saccadée ; il étudia la valeur de ce signe pour le diagnostic de la tuberculose au début ; il conclut qu'il est sous la dépendance des changements de volume du muscle cardiaque. Malheureusement, ce travail ne fut pas terminé.

Après ce que nous avons dit de l'auscultation bucco-pharyngienne, il nous est facile de prendre un parti dans cette question des souffles extra-cardiaques. Le souffle que nous avons entendu par cette auscultation, pendant la suspension de la respiration, prend naissance au niveau de la glotte; mais il nous est permis de penser que le même courant aspiratif va produire au niveau des vésicules un autre bruit, constatable par l'auscultation directe, et qui sera un souffle extra-cardiaque. La méthode graphique nous montre donc qu'il y a dans la cavité bucco-pharyngienne une aspiration systolique, l'auscultation, que cette aspiration produit un bruit glottique; le simple raisonnement nous fait conduire à la production d'un bruit vésiculaire de même origine. C'est, comme on le voit, la théorie de M. Potain, mais affermie par l'expérimentation. Du reste, avec les théories que M. Chauveau professe sur l'origine du bruit vésiculaire, on est forcé d'admettre que le souffle extra-cardiaque a pour cause une aspiration. Pour lui, on le sait, le bruit inspiratoire résulte de la production d'une veine fluide au niveau des bronchioles terminales ; mais, dans ces points, l'expiration est parfaitement silencieuse, le bruit expiratoire étant d'origine glottique. Avec les idées émises par M. Choyau et par M. Regnard, il devient donc impossible d'expliquer le mécanisme qui a présidé à la naissance du souffle.

On pourrait maintenant se demander pourquoi ce bruit

systolique, d'origine pulmonaire, n'est pas perçu chez tous les sujets. Puisque l'abaissement de pression au moment de la contraction des ventricules est un fait constant, l'irruption bruyante de l'air dans la lame du poumon, que cet abaissement vient de forcer à la dilatation, devrait aussi se rencontrer d'une façon invariable. Mais il n'en est rien. Pour avoir une idée exacte des conditions nécessaires à la production d'un souffle extra-cardiaque, le plus simple est d'interroger les observations cliniques. On voit alors que dans la plupart des cas où l'autopsie a pu être faite, la présence d'adhérences a été notée. C'est là une disposition qui doit avoir une réelle importance, et qui n'avait pas du reste échappé à la sagacité des cliniciens. Mais leur mode d'action est assez difficile à interpréter ; pour notre part, nous le comprenons de la façon suivante : Quand le poumon est libre, c'est pour ainsi dire en masse qu'il se déplace au moment de la systole ventriculaire; dans toute son étendue il subit l'influence du vide causé par le changement de volume du cœur. La portion qui est la plus proche du cœur, recouvrira d'abord une certaine étendue de cet organe; puis, la partie du poumon contiguë à cette portion devenue précordiale, viendra prendre la place de la première, et ainsi de suite, jusqu'à l'extrémité du viscère. Il y a là une infinité de mouvements partiels; et la multiplicité même de ces mouvements successifs explique pourquoi l'oreille ne peut percevoir le bruit vésiculaire qui doit résulter de toutes ces petites aspirations répandues dans la totalité du poumon. Mais quand celui-ci est adhérent, les choses changent. Lors de la systole ventriculaire, il y a un brusque écartement des parois vésiculaires accolées; un vide rapide se produit donc dans une partie limitée de la cavité de l'arbre respiratoire. Il est de toute nécessité que ce vide soit comblé. Tout à l'heure, ce rôle revenait au poumon parfaitement mobile ; mais, maintenant,il est fixé et incapable de tout mouvement de translation.

Ce sera donc l'air renfermé dans les parties non adhérentes qui sera obligé de venir rétablir l'équilibre dans la pression ; il se précipitera dans la lame précordiale distendue, et comme il y arrive en vertu d'un mouvement d'aspiration, il donnera naissance à un souffle.

Il est enfin un autre facteur, signalé depuis longtemps, et qui vient modifier l'intensité du souffle : nous voulons parler de la position occupée par le sujet. On sait que le décubitus exagère la force du bruit, et M. Regnard a montré, par l'amplitude plus grande de ses graphiques, que les observations étaient très exactes. On explique le fait ainsi : « Dans le décubitus, le cœur tombe en quelque sorte entre les deux poumons qui viennent le recouvrir, tandis que, dans la station, la pointe se dégage. »

Il nous reste maintenant à considérer un point très important et qui pourra nous donner l'explication de certains souffles extra-cardiaques anormaux.

A côté des changements de volume du cœur il y a aussi les changements de forme. Pendant la systole ventriculaire l'organe, d'aplati qu'il était, tend à prendre une forme sphérique, d'où élongation du diamètre antéro-postérieur, et raccourcissement du diamètre transverse.

De cette modification doit résulter un refoulement de tissu pulmonaire aux extrémités du premier; aux extrémités du second, il s'est au contraire créé un vide qu'une portion de poumon viendra remplir. Pendant la diastole le cœur redevient flasque; mais ce passage de l'état sphérique à l'état aplati apporte de nouveaux changements dans la situation des lames pulmonaires péricardiques; ils sont évidemment inverses de ceux causés par la systole. Ces refoulements et ces expansions brusques ne sont pas sans s'accompagner de déplacements dans l'air contenu dans les vésicules, soit pendant la systole, soit pendant la diastole; il sera donc aspiré aux extrémités du diamètre diminué, refoulé au niveau du diamètre allongé. Cette dernière action sera évidemment silencieuse; mais l'aspiration est au contraire dans les meilleures conditions pour produire un bruit. Par ce bref exposé, il reste donc pour nous bien démontré que, changements de volume et changements de forme peuvent donner naissance à un souffle extra-cardiaque.

Un souffle systolique sera toujours justiciable de l'explication la plus simple; on invoquera le changement de volume. Mais les observations contiennent quelques faits de souffles diastoliques, et alors, l'interprétation précédente devient complètement inadmissible. Pour les expliquer d'une manière rationnelle, nous nous basons sur les changements de forme; et ici, comme pour les souffles systoliques, il faut admettre la réunion de circonstances adjuvantes. D'abord le poumon doit être fixé, sinon pendant la diastole, il sera refoulé par le cœur augmenté de volume. De plus, il est nécessaire que le point d'adhérence du poumon au cœur ait lieu à l'extrémité du diamètre qui subit un raccourcissement au moment de la diastole ; à cette condition seulement, il peut y avoir une aspiration. Or, dans le cas envisagé, le diamètre raccourci pendant la diastole est l'antéro-postérieur : la lame précordiale aura donc son point de fixation sur le milieu du cœur.

Lyon. — Impr. J. GALLET, rue de la Poulaillerie. 2.

BIBLIOTHEQUE NATIONALE DE FRANCE
3 7531 03287698 0

www.ingramcontent.com/pod-product-compliance
Ingram Content Group UK Ltd.
Pitfield, Milton Keynes, MK11 3LW, UK
UKHW021134230726
13926UKWH00002B/795